BEI GRIN MACHT SICH IHR WISSEN BEZAHLT

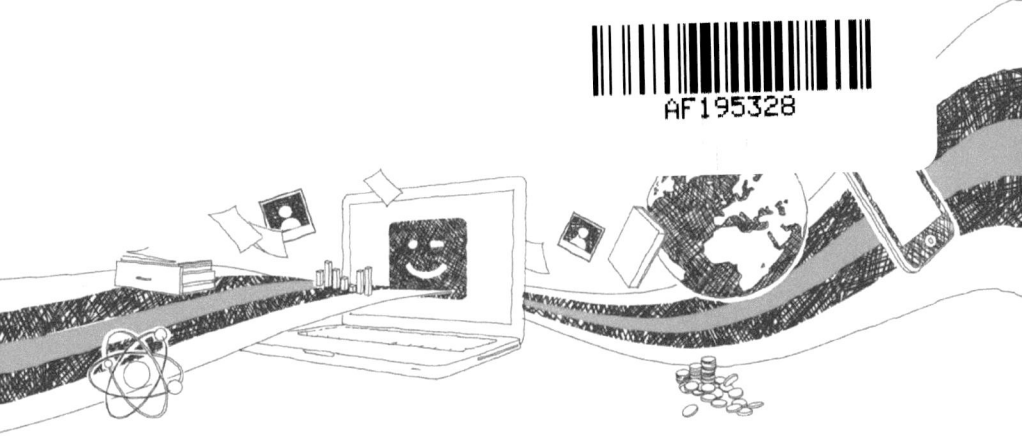

- Wir veröffentlichen Ihre Hausarbeit, Bachelor- und Masterarbeit

- Ihr eigenes eBook und Buch - weltweit in allen wichtigen Shops

- Verdienen Sie an jedem Verkauf

Jetzt bei www.GRIN.com hochladen und kostenlos publizieren

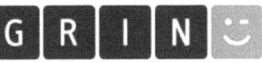

Lily Cat

Die Pest im Mittelalter

Rolle der mittelalterlichen Ärzte

GRIN Verlag

Bibliografische Information der Deutschen Nationalbibliothek:

Die Deutsche Bibliothek verzeichnet diese Publikation in der Deutschen Nationalbibliografie; detaillierte bibliografische Daten sind im Internet über http://dnb.d-nb.de/ abrufbar.

Dieses Werk sowie alle darin enthaltenen einzelnen Beiträge und Abbildungen sind urheberrechtlich geschützt. Jede Verwertung, die nicht ausdrücklich vom Urheberrechtsschutz zugelassen ist, bedarf der vorherigen Zustimmung des Verlages. Das gilt insbesondere für Vervielfältigungen, Bearbeitungen, Übersetzungen, Mikroverfilmungen, Auswertungen durch Datenbanken und für die Einspeicherung und Verarbeitung in elektronische Systeme. Alle Rechte, auch die des auszugsweisen Nachdrucks, der fotomechanischen Wiedergabe (einschließlich Mikrokopie) sowie der Auswertung durch Datenbanken oder ähnliche Einrichtungen, vorbehalten.

Impressum:

Copyright © 2012 GRIN Verlag GmbH
Druck und Bindung: Books on Demand GmbH, Norderstedt Germany
ISBN: 978-3-656-23910-9

Dieses Buch bei GRIN:

http://www.grin.com/de/e-book/197280/die-pest-im-mittelalter

GRIN - Your knowledge has value

Der GRIN Verlag publiziert seit 1998 wissenschaftliche Arbeiten von Studenten, Hochschullehrern und anderen Akademikern als eBook und gedrucktes Buch. Die Verlagswebsite www.grin.com ist die ideale Plattform zur Veröffentlichung von Hausarbeiten, Abschlussarbeiten, wissenschaftlichen Aufsätzen, Dissertationen und Fachbüchern.

Besuchen Sie uns im Internet:

http://www.grin.com/

http://www.facebook.com/grincom

http://www.twitter.com/grin_com

Einleitung

In dieser wissenschaftlichen Arbeit wird die mittelalterliche Pest und die Reaktionen der Ärzte behandelt. Sie stellt insbesondere die Unfähigkeit und die Hilflosigkeit der Ärzte dar und wie sie versuchten, die Pest zu heilen oder zumindest aufzuhalten.
Als der „Schwarze Tod" ist diese Krankheit in die Geschichte eingegangen und erfüllt die heutige Menschheit noch immer in Angst und Schrecken.
In der Zeit von 1347 bis 1353 starben mehr als 25 Millionen Menschen in Europa. Ganze Dörfer und kleinere Städte waren innerhalb kürzester Zeit entvölkert beziehungsweise in ihrer Bevölkerungszahl dezimiert. Jeder hatte eine unsagbare Angst vor dieser schmerzhaften, unheilbaren und ansteckenden Krankheit. Aufgrund dessen Eltern ließen ihre Kinder in Stich, Menschen ihre Ehepartner und, wie später beschrieben, Ärzte ihre Patienten.
Zunächst wird der Weg der Übertragung präsentiert sowie die verschiedenen Arten der Pest (Beulen- und Lungenpest). Auch die Ausbreitung der Krankheit wird näher beleuchtet. Darauf folgt das Hauptaugenmerk der Arbeit, die Arbeitsweise und Hilfsmittel der Ärzte. Bei diesem Teil der Arbeit werden zunächst Quellen, die die Arbeit der Ärzte vorstellen, und dann die, die von Ärzten selbst stammen, untersucht. Zum Schluss werden die heutigen Mittel und Schutzmaßnahmen der Ärzte sowie das Auftreten der Pest im modernen Zeitalter unterbreitet.
Als Hilfsmittel wurden vor allem die Werke von Klaus Bergdolt genutzt. Auch die Bücher von Wolfgang Reddig und Albert Camus sind für die Darstellung der mittelalterlichen Pest und der damaligen Heilmethoden geeignet. Auch in den Ausführungen von Sabine Vesper und die von David Herlihy sind Schilderungen von der Krankheit und der Rolle der Ärzte zu finden.
Quellen von Zeitzeugen gibt es zu genüge, da viele Chronisten und Schriftsteller mit der Krankheit konfrontiert wurden. Doch Werke, die von Ärzten verfasst wurden und von der Pest mit all ihren Symptomen und den Gegenmittel, sind eher wenige vorhanden. Das wichtigste ist bei weitem das Werk „Decamerone" von Giovanni Boccaccio. Ein weiteres Werk ist das des Rechtsgelehrten Gabriel de Mussis.
Die im 14. Jahrhundert auftretende Pest wurde von sehr vielen Forschern und

Wissenschaftlern näher beleuchtet. Diese Hausarbeit beruht nur auf einer kleinen Auswahl.

Übertragungswege

Der Erreger der Pest ist die Bakterie Yersina pestis[1] befindet sich natürlicherweise in den Nagetieren der zentralasiatischen Steppe und ist demnach eine Zoonose[2]. Ein Rattenfloh beißt die Ratte und die Bakterie gelangt in den Blutkreislauf des Tieres und es erfolgt eine Infektion. Die Ratte stirbt daraufhin und der Rattenfloh sucht sich einen neuen Wirt.
Diese Prozedur wiederholt sich mehrmals, bis der Floh auf den Menschen als Wirt ausweichen muss.

Die verschiedenen Arten der Pest

Beulenpest

Die Beulenpest (oder auch Bubonenpest[3]) ist die am häufigsten auftretende Pest.
Die Inkubationszeit beträgt zwei bis sechs Tagen, maximal zehn. Daraufhin erfolgt ein schlagartiger Fieberanstieg auf bis zu 40°C und eine Schwellung der Lymphknoten, die der/den Einstichstelle/n am nächsten sind.[4][5] Sie schwellen an, da die Bakterie durch die Blutlaufbahn des Menschen zu den Lymphknoten gelangt. Daraufhin schwellen diese

---

[1] Yersinia pestis ist ein Stäbchenbakterium und gehört der Gattung der Yersinia zu. Das Bakterium wurde 1894 von Alexandre Émile Jean Yersin, einem schweizerisch-französischen Bakteriologen und Arzt (1863 - 1943) entdeckt.
[2] Als Zoonose bezeichnet man Infektionskrankheiten, die von Tier zu den Menschen beziehungsweise von Mensch zu Tieren übertragbar sind. Das Wort stammt aus der griechischen Sprache und setzt sich zusammen aus den Wörtern „zoon", das Lebewesen bedeutet, und „nosos", welches Krankheit bedeutet.
[3] Diese Bezeichnung liegt der lateinischen Sprache zugrunde, denn „bubo" bedeutet übersetzt Beule und gab dieser Art der Pest auch ihren Namen.
[4] Am häufigsten liegt diese am Bein, da der Krankheitsüberträger sich die nächstgelegene Blutbahn des Wirts vom Boden aus sucht.
[5] Vergleich Hatje, Frank: Leben und Sterben im Zeitalter der Pest. Base im 15. bis 17. Jahrhundert. Basel und Frankfurt am Main 1992, Seite 16.

bis zu der Größe eines Eies oder eines Apfels an und verfärben sich dunkel, schwarz oder blau. Das sind die Beulen, die der Beulenpest ihren Namen geben. Auch der Puls und die Atmung verändern sich durch die Krankheit, sie beschleunigen sich. Eine unbehandelte Beulenpest kann auch zur Lungenpest führen.

Lungenpest

Man unterscheidet innerhalb dieser Art der Pest zwischen der primären und der sekundären Lungenpest.[6] Die sekundäre Lungenpest tritt, wie bereits erwähnt, als eine Komplikation der Beulenpest auf. Die primäre Lungenpest breitet sich durch die Tröpfcheninfektion[7] aus. Anzumerken ist das die primäre stärker verläuft als die sekundäre Lungenpest, da die Bakterien durch das Einatmen die natürlichen Abwehrbarrieren des Körpers umgehen.

Die Zeit von der Ansteckung bis zum Ausbruch der Krankheit beträgt nur wenige Stunden, höchstens vier Tage. Die Symptome der Lungenpest sind, wie bei der Beulenpest, Fieber sowie Schüttelfrost und Kopfschmerzen. Am zweiten Tag leidet der Mensch unter Schmerzen in Brustkorb und besonders unter einen blutig-schwarzen Auswurf beim Husten.

Verbreitung

Die Pest beschränkte sich hauptsächlich auf die Steppe am Fuße des Himalayas. Man geht davon aus, dass durch das Entstehen der Handelsstraße, die „Seidenstraße"[8], die infizierten Ratten und die Rattenflöhe nach Europa gelangen konnten.

---

6 Vergleich Hatje, F., Pest, Seite 16
7 Vergleich Ibs, Jürgen Hartwig: Die Pest in Schleswig-Holstein von 1350 bis 1547/48. Kiel, 1993. Seite 77.
8 Die Seidenstraße ist ein Netzwerk aus verschiedenen Handelsstraßen, das Ostasien mit dem Mittelmeerraum verknüpft.

1348 wurde Feodossija[9] (ehemals Kaffa) durch die Tataren[10] belagert. In dessen Lager brach kurz nach Beginn der Belagerung die Pest aus. Die Toten warfen sie über die Stadtmauer Feodossijas und lösten innerhalb der Mauern die Pest aus. Von dort über das Handelsnetz der Genueser gelangte die Pest an die Mittelmeerküste. Es wurden hauptsächlich Pelze exportiert, in denen sich besonders gut die Rattenflöhe festsetzen konnten.

Von der Mittelmeerküste gelangte die Pest nach Marseille über den Seeweg. Nach Marseille gelangte die Krankheit zu den Städten Montpellier bis hin zu Toulouse und Paris.

Anzumerken ist, dass die Ausbreitung der Krankheit abhängig von dem Klima der Umgebung und von der Hygiene der Menschen war. Die Hygiene zu der damaligen Zeit wurde stark von der Enge der Stadt beeinflusst. Die Stadtbewohner hatten keinen geeigneten Ort für die Unratentsorgung, daher wurde der Unrat auf der Straße entsorgt und so sammelte sich der Urin, der Kot und jeglicher Abfall am Straßenrand.

Auch die Tierhaltung in den Häusern der Menschen förderte dies, denn so kam es zu Tiermisthaufen. Hinzu kommt die mangelhafte Körperpflege der Menschen.

All das sorgte für ideale Lebensbedingungen für Ratten. Der Misthaufen diente als Unterschlupf und die Tiere als Überträger zwischen Ratten und Menschen.

Das Klima beeinflusste die Verbreitung der Pest noch stärker, da die Hauptvermehrungsmonate der Ratten März und September sind und die Temperatur und die Luftfeuchtigkeit dieser Monate die Rattenflöhe erst die Möglichkeit geben, wirksame Überträger zu sein. Die Flöhe benötigen eine Mindesttemperatur von 15°C bis 28°C, unter 10°C kann der Floh keine Pestbakterien aufnehmen. Aufgrund dessen war die Beulenpest in den kalten Wintermonaten und in den extrem heißen und trockenen Sommermonaten eingedämmt. Mildes und feuchtes Klima förderte die Ausbreitung der Pest.

---

9 Feodossija liegt auf der Insel Krim, die zu Ukraine gehört. Die Hafenstadt wird etwa von 90.000 Einwohnern bewohnt.
10 Diese Begriff (griechisch. „Tartaros", die aus der Hölle kommen) bezeichnet eine große Gruppe von Völkern.

Mittelalterliche Erklärungsversuche

Die Menschen im Mittelalter rätselten lange nach der Ursache dieser Krankheit. Besonders die Ärzte waren verunsichert und verzweifelt, denn es gab zuerst keine zufriedenstellende Erklärung.
Die mittelalterliche Medizin basierte auf den antiken Lehren, besonders auf den Lehren des Hippokrates[11] und seines Nachfolgers Galenos[12]. Ihre Lehren befassen sich mit den vier Körpersäften. Diese sind Blut, Schleim, gelbe und schwarze Galle und besitzen alle eine bestimme Eigenschaft. Falls diese, so Hippokrates und Galenos, in einem Ungleichgewicht sind, kommt es zu einer Erkrankung.
Man zog auch zunächst die Miasmaenlehre in Betracht. Auch diese wurde von Hippokrates verfasst. Demnach ist die Pest eine Folge durch die Verpestung der Luft, die entweder durch böswillige und verbrecherische Menschen verursacht wurde oder eine natürliche Folge ist, wie zum Beispiel durch faule Lebensmittel. Auch das feucht-schwüle Klima in manchen Gebieten und die Luft, die sich über Sümpfe bildet, wurden als Ursache für eine Vergiftung durch die Luft gesehen.

Die Theorie, dass Juden die Brunnen und Gewässer vergiftet haben sollen, um so den Christen zu schaden, entstand kurz nach dem Auftreten der Pest. Daraufhin erfolgten auch die Judenverfolgungen, die mit der Zeit immer massiver wurden.
Auch wurde immer wieder von Erdbeben und Vulkanausbrüchen kurz vor dem Ausbruch der Pest berichtet, so nahm man an, dass Naturkatastrophen als Vorzeichen für die Pest zu sehen sind. Auch das im Januar 1348 eine Erdbebenwelle ganz Europa heimsuchte, bekräftigte den Glauben an dieser Theorie.
Die meisten Menschen und auch Mediziner sahen in dem Ausbruch der Pest eine Strafe Gottes, mit die er die Menschen zur Umkehr und zu einen sündenfreien Leben bewegen sollte. Wer mit der Krankheit infiziert war, hatte Gottes Zorn auf sich gezogen. Um eben dieser Strafe zu entkommen, traten immer mehr Flagellantenzüge auf. Die Flagellanten

---

11 Hippokrates von Kos (ca. 460 vor Christus – ~370 v. Chr.) war ein Arzt des Altertums und gilt als Gründer der medizinischen Wissenschaft. Auf ihn basiert die Benennung des Hippokratischen Eids, der der Leitsatz eines jeden Arztes ist.
12 Galenos von Pergamon (~ 129/131 vor Christus – ca. 199/201/216 v. Chr.), ebenfalls ein Arzt der Antike, befolgte die Lehren des Hippokrates und führte sie noch weiter aus.

geißelten sich in der Öffentlichkeit, um so Buße zu tun. Es wurde als Reinigung von den Sünden angesehen.

Der französische König Philipp VI. beauftragte schließlich die Pariser Medizinfakultät, die Pest zu untersuchen und ihre Ursache zu finden. Da die mittelalterliche Medizin auch auf der Astrologie basierte[13], war auch das Ergebnis des „Pariser Pestgutachten" im Oktober 1348 von diesem Umstand geprägt. Laut dieser war die Konstellation von Mars, Jupiter und Saturn für das Auftreten der Pest verantwortlich. Diese solle heiße Kräfte und den Aufstieg von giftigen Dämpfen verursacht haben (auch hier tritt die Miasmenlehre auf). Dadurch wurden das Herz und das Blut verfault und die Krankheit tritt aus.[14]

Letztendlich kam man auch auf den (richtigen) Schluss, dass bereits Erkrankte mit ihrem Atem und ihren Ausdünstungen für Gesunde eine Gefährdung sind. Auch hier ist die Miasmenlehre vertreten.

Die Ärzte und die Pest

Das Verhalten der Ärzte teilt sich auf, und zwar in solche, die sich ihrer Pflicht bewusst waren und ihre Patienten behandelten und in solche, die vor der Pest flohen.
Die, die ihre Patienten behandelten, nutzen verschiedene Schutzmaßnahmen wie besondere Kleidung. Das waren Gewänder aus Leder, die enganliegend waren oder es waren Überwürfe. Der betreffende Arzt trug meistens noch Handschuhe und eine Maske. Die Maske, die Nase und Mund bedeckte, war mit einem schnabelförmigen Fortsatz ausgestattet. In dem Schnabel war ein Schwamm, der mit aromatischen Stoffen oder Essig getränkt war. Sie schützen sich auch, indem sie Stelzen trugen und ihre Augen mit großen Brillen aus Glas bedeckten.[15]

---

13 Demnach ist der Mensch ein Mikokosmos, der auf den Makrokosmos der Sterne beruht.
14 Vergleich Reddig, W., Bader, Medicus und Weise Frau. Wege und Erfolge der mittelalterlichen Heilkunst, München 2000, Seite 89
15 Eine Abbildung der Ärztekleidung ist im Anhang zu finden.

Es gab keine einstimmige Meinung, welches Mittel gegen die Pest beziehungsweise vor der Pest helfen könnte. Dieses resultiert aus der Unsicherheit und dem Unwissen gegenüber der Pest. Viele Ärzte widersprachen sich, wie zum Beispiel die Frage, ob man Fisch essen dürfe oder nicht.
Insgesamt konnten sie nur allgemeine Ratschläge geben, deren Wirksamkeit unsicher ist.

Quellen über Ärzte

Die Unfähigkeit der Ärzte, die Krankheit zu erklären und zu heilen, wurde in vielen Chroniken, Tagebüchern und Darstellungen geschildert und kritisiert.
Einer dieser Zeitzeugen und Kritiker war der Florentiner Chronist Marchionne di Coppo Stefanie[16]. In seiner Chronik Cronaca Fiorentina[17] beschreibt er die Zustände in der Stadt Florenz als die Pest 1348 ausbrach. So erwähnt er zum Beispiel, dass „weder ein Arzt noch eine Medizin"[18] eine Hilfe für die Erkrankten waren. Besonders anzumerken ist, dass di Coppo Stefanie erwähnt, dass die Ärzte, die noch lebten, eine solche Angst vor der Ansteckung mit der Pest hatten, dass sie die Bezahlung für ihre Arbeit erhöhten. Und selbst dann behandelten sie die Kranken nur ungenügend.[19] Laut di Coppo Stefanie „tasteten sie [die Ärzte] den Puls nur mit abgewandten Gesicht, und den Urin wollten sie nur von weitem beurteilen, mit einem Geruchsstoff vor der Nase."[20]
Ein weiterer Chronist Floren mit dem Namen Matteo Villani[21] erwähnt in der Chronik die Habsucht der Ärzte, auch wenn sie hier nicht so radikal war. Nach Villani konnten die Ärzte auch mit den Einsatz der verschiedenen Wissenschaften wie die der Astrologie, der Naturwissenschaften und der Medizin kein Heilmittel gegen die Pest

---

16 Marchionne di Coppo Stefanie war ein Bewohner Florenz und erlebte die Pest von 1348.
17 Die Chronik „Cronaca Fiorentina", erfasst von Marchionne di Coppo Stefanie, beschreibt neben der Rolle der Ärzte auch die wirtschaftlichen Folgen der Epidemie.
18 Bergdolt, Klaus: Die Pest 1348 in Italien. 50 zeitgenössische Quellen, Heidelberg 1988, Seite 66.
19 Vergleich ders., Seite 66 f.
20 Ders., Seite 69
21 Matteo Villani war ein Chronist der Stadt Florenz und führte die Chronik „Cronaca" seines Bruders Giovanni, der 1348 an der Pest starb, fort.

finden.[22] Manche Ärzte gingen, so Villani, sogar noch einen Schritt weiter, indem sie gegenüber ihren Patienten vorgaben, Heilmittel gegen diese Krankheit zu kennen um so eine Bezahlung zu erhalten.[23] Doch natürlich half nichts und die Patienten starben. Zu erwähnen ist, dass Villani zugleich auch beschreibt, dass die Ärzte das zu unrecht verdiente Geld nach dem Tod des Erkrankten zurückgaben.[24]

Der Dichter Giovanni Boccaccio[25] beschreibt in seinem Werk „Il Decamerone"[26] besonders ausführlich die Symptome der Pest. Die Ärzte wussten nicht, womit sie es zu tun hatten, denn „bei dieser Erkrankung taugte oder nütze offensichtlich weder der Rat eines Arztes noch eine Medizin."[27]

Diese Erkenntnis beziehungsweise diese Unfähigkeit der Ärzte beschrieb auch Agnolo di Tura.[28] In seiner Chronik „Cronicon Senense" heißt es wieder, das „weder ein Arzt noch eine Arznei"[29] der Pest etwas anhaben konnten.

Mehrere unbekannte Chronisten und Autoren äußerten sich ebenfalls negativ über die Ärzte, zum Beispiel der Chronist der Familie Oddi in Perugia. Dieser gab wieder, dass manche Ärzte in Perugia die Körper und insbesondere die Herzen der an der Pest Verstorbenen untersuchten und entdeckten, dass sich dort „ein Blutschwamm voller Gift"[30] angesammelt hatte.

Ein weiteres Werk eines unbekannten Autors ist die „Historia Parmensis", in der der Autor die Angst der Ärzte vor einer Ansteckung beschreibt. Laut den unbekannten Autor überließen auch hier die Ärzte ihre Patienten der Krankheit: „Die armen Pestkranken wurden von […] Ärzten […] im Stich gelassen, so dass sie weder bedient noch gepflegt wurden […]."[31]

Diese Fluchten der Ärzte wurde von einem weiteren Unbekannten beschrieben, dem Verfasser der „Breviarium Italicae Historiae", denn das Risiko der Ansteckung war

---

22 Vergleich Bergdolt, K., Seite 62
23 Vergleich ders., Seite 62
24 Vergleich ders., Seite 62
25 Giovanni Boccaccio (1313 – 1375) war ein Dichter, Schriftsteller und Humanist aus Italien.
26 Das Decamerone ist eine Sammlung von 100 Novellen, verfasst von Giovanni Boccaccio und es behandelt die Gesellschaft des 14. Jahrhunderts und die verschiedenen Umstände dieser Zeit.
27 Bergdolt, K., Seite 40
28 Agnolo di Tura (geb. und gest. im 14. Jahrhundert) war neben seiner Tätigkeit als Chronist von der italienischen Stadt Siena auch Steuereintreiber und Schuhmacher.
29 Bergdolt, K.. Seite 84
30 Ders., Seite 88
31 Ders., Seite 102

anscheinend jedem Arzt zu hoch um auch nur in die Nähe von den Menschen, die an der Pest erkrankten waren, zu gehen. Eben dieser Verfasser litt auch an der Pest und steckte sogar seinen behandelten Arzt beim Aderlass an. („Mich ließ ein Mann zur Ader. Das Blut, das herauskam, spritze ihm ins Gesicht."[32]) Beim Arzt traten am gleichen Tag die Symptome auf und den Tag darauf starb er. Das die Ärzte, die ihrem Berufsethos folgten und die Erkrankten behandelten, sich ansteckten, wurde auch in anderen Chroniken und Darstellungen geschildert.

Lorenzo de Monacis legt die Angst der Ärzte vor der Pest dar, „sie ergriffen vor den Kranken [selbst] die Flucht."[33]

Johannes von Parma[34] berichtet, dass auch noch die begabteren Ärzte starben.

Quellen von Ärzten über die Pest

Natürlich äußerten sich auch die Ärzte über die Pest, ihre Symptome und wie man sie irrtümlicherweise bekämpfen könne.

So beschreibt der ernstzunehmende Arzt Tommaso del Garbo[35] in seinem Pestconcilium[36] verschiedene Maßnahmen um der Pest entgegenzuwirken und, falls es dafür schon zu spät sein sollte, verschiedene Heilmittel, die eine Linderung bewirken sollten. Auch für die Menschen, die die Kranken pflegten, hatte del Garbo einen Rat. So sollen die Notare und die Priester, die Pfleger und die Verwandten vor dem Besuch alle Fenster und Türen öffnen, damit frische Luft in das Krankenzimmer gelangen kann. Sie sollen auch ihre Hände und das Gesicht mit einer Mischung aus Rosenwasser und Essig waschen. Nach del Garbo sollen auch zwei Gewürznelken oder in Wein getauchtes Brot im Mund der Besucher helfen. Besonders für die Priester hatte del Garbo einen Rat. Für die letzte Beichte solle der Priester mit dem Kranken und Beichenden alleine sein, damit der Kranke laut sprechen kann und der Priester sich nicht zu den Kranken

---
32 Bergdolt, Klaus, Seite 115
33 Ders., Seite 120
34 Johannes von Parma war ein italienischer Kanoniker, wohnhaft in Trient.
35 Tommaso del Garbo (1305 – 1370) war ein Professor der Medizin in Bologna und Perugia.
36 Der Begriff „concilium" stammt aus der lateinischen Sprache und bedeutet in etwa „Versammlung, Zusammenkunft und Vereinigung". Ein Pestconcilium ist demnach eine schriftliche Sammlung zu der Krankheit.

hinunterbeugen muss. So ist der Priester vor der Ansteckung mit der Pest geschützt. Nachdem der Besucher, also neben den Priestern auch die Pfleger, Notare und Verwandten das Zimmer verlässt, soll er sich wieder das Gesicht und den Mund mit Essig und Rosenwasser waschen oder sich einen Essigschwamm vor die Nase halten, um sich so den giftigen Dämpfen zu entziehen. Wieder sollen Gewürznelken im Mund helfen. Der Besucher solle auch Brot, das in Wein getaucht wurde, zu sich nehmen und dann Wein trinken. Falls der Besucher kein Brot habe, solle er Süßigkeiten, das in frischen und kalten Wasser, das Melissenaroma hat, getränkt und mit Zucker bestreut wurde, essen. Jedoch nur, wenn er Süßigkeiten von sehr guter Qualität zur Hand hat. Als Vorbeugung schlägt del Garbo vor, das man „Theriak von der Menge einer Haselnuss"[37] zu sich nehmen und als andere Möglichkeit, sich vor der Pest zu schützen, erklärt del Garbo, dass man „auch alle acht Tage Mithridat einnehmen, und zwar drei Unzen mit … lauwarmen Wasser"[38] könne.

Der Arzt Gentile da Foligno[39] erwähnt die Mittel Theriak[40] und Mithridat[41] auch in seinem Pestconcilium, es müsse jedoch ein Jahr alt sein um seine volle Wirkung zu entfalten. Er schrieb sein Concilium für seine Arztkollegen, damit diese trotz der großen Ansteckungsgefahr ihre Patienten behandeln können. So sollten sie, so da Foligno, Feuer in den Straßen und Räumen entfachen und „kalte und warm duftende Stoffe"[42] ins Feuer werfen. Der Mensch, Gesunde wie Kranke sollte auch im Maße Fleisch, besonders Hühner- und Rebhühnerfleisch, zu sich nehmen, aber genau abgestimmt auf die Verfassung des Menschen, jedoch kein Fisch. Insgesamt solle man alle Speisen, die man zu sich nehme, mit besonderen Aromen versetzen, kalte mit Mooskraut[43] und warme Speisen mit Kampfer[44]. Auch Zitruskerne sollen der Pest entgegen wirken. Der Wein, den der Kranke zu sich nimmt, solle entweder Granatwein oder Sirup mit Granatwein vermischt und angesäuert sein, denn das, laut da Foligno, blockiere die

---

37 Bergdolt, K., Seite 162
38 Ders., Seite 163
39 Gentile da Fligno war ein italienische Naturphilosoph und Arzt.
40 Theriak wurde im Mittelalter als Gegengift und Universalheilmittel verwendet. Es besteht aus Opium, Fenchel, Kümmel und Anis (später auch aus Opium) und wurde in der Antike entwickelt. Später wurde es auch als „Himmelsarznei" bezeichnet.
41 Auch Mithridat ist ein solches Mittel, nur wurde es noch mit Entenblut, Kröten- und Schlangenfleisch erweitert.
42 Bergdolt, K., Seite 153
43 Mooskraut ist eine Pflanze, die vom Aussehen her Moos und Farn ähnelt.
44 Kampfer ist eine Frucht, die vom Kampferbaum stammt.

innere Fäulnis. Auch für die Behandlung hat da Foligno viele Ratschläge für seine Kollegen parat. Für den Aderlass[45] sollten sie am besten die Milzblutvene benutzen und dem Körper jegliche Flüssigkeiten entziehen, denn nur so können die faulen Gase im Inneren des Körpers entweichen. Da Foligno ratet, wie del Garbo, den Ärzten und Pflegern insbesondere ihr Gesicht und ihre Hände zu waschen und dieses wie mit Essig und Rosenwasser zu tun. Er erwähnt auch das Öffnen der Fenster und Türen, wenn Nordwind herrscht, für frische Luft. So solle auch ein Feuer zwischen den Kranken und den Behandelten brennen.

Der Medizinprofessor von Padua und Pavia Giovanni de Dondi[46] stellt vier Regeln und Leitsätze für Ärzte, Erkrankte und Gesunde auf. Zuerst solle der Arzt einen Aderlass und eine Bewegung der anderen Körperflüssigkeiten beim Kranken vornehmen, sodass die Stoffe, die schädlich für den Körper sind, aus dem Körper sind und so dem Menschen nicht mehr schaden kann. Zudem müsse man seine Hände, sein Gesicht und die Pulsgegend des Körpers entweder mit kaltem Wasser, welches mit Essig vermischt ist, oder mit Wasser, welches mit Rosenwasser versetzt ist, waschen. Drittens empfiehlt Dondi jedem, dass man nicht vor Sonnenaufgang und nach Sonnenuntergang an „trüber und nebliger Luft"[47] gehen solle beziehungsweise allgemein das Haus verlassen. Er befürwortet auch, dass man sich den Südwinden entziehen solle.

Neben diesen Regeln hat de Dondi noch weitere Ratschläge um der Pest entgegenzuwirken. Zum einen hat de Dondi einen Ernährungsplan als Schutz parat. So sagt er zum Beispiel, dass man nur wenig Fleisch zu sich nehmen solle, doch „besonders Hammel-, Kalb- und Ziegenfleisch, ferner Rebhühner, Hühnchen und Fasanen, weil sie besser sind."[48] Das solle auch mit Essig oder Zitronen- und Granatapfelsaft versetzt sein. Und man solle keinen Fisch essen, der nicht über Kohle gebraten wurde. De Dondi spricht sich ebenfalls für Kürbis, Linsen, Gurken, frische Gänsedistel und gebackene Dinkel als Nahrung aus. Auch Wein mit kalten Wasser und

---

45 Der Aderlass ist ein Verfahren der Ärzte, bei dem dem Patienten eine nicht unerhebliche Menge Blut abgenommen wird. Für diesen Zweck wird ein besonderes Messer, ein Schröpfschnepper, genutzt. Bei diesem Messer schnappt ein Messer nach dem Anritzen zurück, dadurch ist die Ader offen und das Blut kann ungehindert abfließen.
46 Giovanni de Dondi (1318 – 1389) war neben seine Tätigkeit als Arzt auch Gelehrter und Hochschullehrer.
47 Bergdolt, Klaus, Seite 164
48 Ders., Seite 165

Gerstensaft sei hilfreich. Jedoch bestimmt de Dondi genau, was für ein Art Wein es sein solle und zwar einer, der mit dem Saft von „Granatäpfeln, angesäuert mit Zitrusfrüchten, essigsaurem Sirup oder Zitronensaft in frischen Wasser."[49] Nach de Dondi solle man süße Früchte und Apfelgebäck nicht zu sich nehmen. De Dondi hat auch eine Anleitung für die Herstellung einer Pille, der „Pille gegen die Pest", niedergeschrieben, die sich aus einer Unze Aloe und „je drei Unzen orientalischen Safran und Myrrhe"[50] zusammensetzt. Dies sollte mit Wein, Essigsirup und Zitronensaft vermengt werden und die Zusammensetzung, also die Pille, solle ein- bis zweimal am Tag eingenommen werden. Außer an dem Tag, an dem man „sehr guten Theriak"[51] von der Größe einer Bohne einnimmt. Man müsse für den Schutz gegen die Pest, so de Dondi, auch seine Verhaltensweisen ändern. So riet er, dass man gänzlich auf anstrengende Arbeit und auf Geschlechtsverkehr zu verzichten. Denn nur so könne man Schweißausbruch und Überhitzung vermeiden. Dazu diene noch zusätzlich, dass man pralle Sonneneinstrahlung vermeide. Man solle tagsüber auch nicht schlafen. De Dondi schrieb auch ausdrücklich, dass ein mit Essig oder einer Mischung aus Essig und Rosenwasser getränkter und mit Kampher versetzter Schwamm, den man sich vor den Mund halten sollte, wirksam gegen die Pest sei.

Ein anderer Arzt namens Dionysus Secundus Colle[52] beschrieb sehr viele verschiedenen Heilmittel gegen die Pest. Doch Colle kann nicht gerade als vertrauensvoll angesehen werden, da er der festen Meinung war, dass er viele Mittel zur Vorsorge und Heilung gefunden habe. Er unterteilt diese in lösliche und kochbare Medizin. Seiner Meinung nach seien die löslichen besonders wirksam, wie junge und schwarze Nießwurzblätter und Bärlapp mit Zucker und Honigsaft, Pfirsichblüten- sowie Holundersaft.[53] Kochbare Medizin erwähnt Colle nicht genau, nur das er verschiedenes versuchte und das er „durch die Wälder und Felder"[54] ging um ein „einfaches Mittel zum Schutz gegen die tödliche Krankheit."[55] Eben diese, so Colle, haben schon viele Kranke geheilt und Gesunde geschützt. Er habe das Gift durch Gegengift „besiegt, abgewehrt und

---

49 Bergdolt, Klaus, Seite 165
50 Ders., Seite 166
51 Ders., Seite 166
52 Dionysus Secundus Colle war ein Arzt, der in den Alpen lebte.
53 Bergdolt, Klaus, Seite 158
54 Ders., Seite 160
55 Ders. Seite 160

vertrieben."[56] Er spricht sich auch für den Aderlass aus, doch man müsse vorsichtig sein, denn ein zu großer Blutverlust würde den Tod des Patienten herbeiführen. Man müsse dabei auch genau auf die Beschaffenheit des Blutes achten, denn „man sah dabei schwarzes und dunkles Blut."[57] Weitere Schutzmittel gegen die Pest sind die Rinden von Pinien, Tannen und Lärchen, wenn man sie vor dem Mund halten würde. Auf diesen Einfall kam Colle durch seine Beobachtung, dass Gerber[58], die schließlich mit strengen und starken Gerüchen bei ihrer Arbeit zusammenkommen und so, laut Colle, vor der Pest geschützt sind.[59]

Ein anonymer Arzt aus Padua wiederum riet in seiner Schrift, dass man vor der Pest fliehen solle, am besten in der Vorjahreszeit. Sollte das nicht funktionieren, dann solle man mehrere Feuerstellen mit Weihrauch, Aloe- und Wacholderholz in den Straßen entfachen und dabei müsse das Holz frisch und lebend sein. Das hilft jedoch nur vor einer Ansteckung, nicht bei jemanden, der bereits krank ist. Bei einen Erkrankten solle man das Haus mit dem weit verbreitenden Mittel Rosenwasser oder Essig mit kalten Wasser bestreuen, im Inneren sollen Blätter von Weiden und Veilchen, Rosensträuchern und Seerosen oder von „allem, was gut riecht"[60] verteilt werden. Auch solle der Kranke sich weit vom Boden entfernen, also ins Dachgeschoss oder in das oberste Stockwerk ziehen, da aus „der Erde Fäulnis tritt."[61] Der unbekannte Arzt spricht sich auch dafür aus, das Fenster und Türen verschlossen werden sollten, denn nur so entkäme man der „verderblichen Luft."[62] Auch die Nahrung der Kranken und Gesunden unterscheidet sich. Für gesunde Menschen sieht er Linsen, Hühner-, Ziegen- und Rebhühnerfleisch vor. Auch Hasenfleisch solle man „zu sich nehmen, weil es trocken ist."[63] Ein Erkrankter mit Fieber solle auch Hühnerfleisch als Nahrung nutzen, zusätzlich Gemüse und Wasser, sowie Granatapfelwein mit Zitronensaft oder Rosenwasser. Wenn jemand an der Pest ohne Fieber leidet, so solle er drei Stunden vor dem Frühstück drei Unzen Wein trinken. Für Gesunde und Kranke sieht der unbekannte Arzt vor, dass diese sich

---

56 Bergdolt, K., Seite 161
57 Ders., Seite 159
58 Ein Gerber behandelt Tierhäute und verarbeitet sie zu Leder. Dazu werden bestimmte Gerbstoffe wie Natronsalz und Tran (Fischöl) verwendet.
59 Vergleich Bergdolt, K, Seite 161
60 Ders., Seite 168
61 Ders., Seite 168
62 Ders., Seite 168
63 Ders., Seite 169

nicht übermäßig bewegen sollten, „um dadurch nicht zwangsläufig verdorbene Luft aufzunehmen."[64] Er vertritt auch die Meinung, dass Schlaf am Tag und/oder Schlaf vor der Verdauung vor der Pest schützen solle, genauso wie die Vermeidung von Geschlechtsverkehr. Insgesamt solle man „immer heiter und fröhlich"[65] sein.

Die Pest und die Medizin heute

Die Pest gibt es auch heute noch auf der Welt. In Afrika, Mittel- und Südamerika[66], im Südwesten der USA und in Asien treten immer wieder Krankheitsfälle auf, was vor allem an den schlechten hygienischen Zuständen in diesen Gebieten liegt. Zuletzt zeigte sie sich 2009 in China, genauer gesagt in der Provinz Quinghai. Es gab elf Menschen, die sich mit der Lungenpest infizierten und sogar einen Toten.

Dort, wo der hygienische Standard höher ist, wie zum Beispiel in Europa und Australien, gibt es keine Opfer der Pest. Auf diesen Kontinenten ist neben den hygienischen Standard auch die medizinische Versorgung für die Menschen sehr hoch. Wenn die Krankheit früh oder rechtzeitig diagnostiziert wird, kann der Pest mit Antibiotika, wie Chloramphenicol und die Kombination von Tetracyclinen und Sulfonamiden, kann die Krankheit geheilt werden.

Es gibt auch eine Schutzimpfung, die ca. drei bis sechs Monate wirkt. Doch diese kann man nur bedingt empfehlen, da sie sehr schlimme Nebenwirkungen verursacht und auch nur schlecht verträglich ist. Deswegen wird diese auch nur Risikopatienten, wie Feldarbeitern, die in Gebieten leben, in denen infizierten Nagetiere aufgetreten sind, empfohlen.

Inzwischen sorgt man auch dafür, dass die Hygiene in Risikogebieten sich verbessert. Auch Insektizide werden als Schutz gegen die Pest benutzt, da die Flöhe, gegen die die Insektizide wirken, die Krankheitsüberträger sind. Die Krankheit wird auch als biologische Waffe angesehen, da sich innerhalb kürzester Zeit viele Menschen

---

64 Bergdolt, Klaus, Pest, Seite 170
65 Ders., Seite 170
66 Eine Weltkarte, in der das Auftreten der Pest dargestellt ist, ist im Anhang zu finden.

anstecken würden. Laut der Weltgesundheitsorganisation (WHO)[67] gehört die Pest zu den 12 gefährlichsten Kampfstoffen.

---

[67] Die Weltgesundheitsorganisation gehört der UN (Vereinte Nationen) an und organisiert das internationale Gesundheitswesen. Sie entwickelt verschiedene Strategien für die Gesundheit der Weltbevölkerung.

Anhang

Fußnote 28:

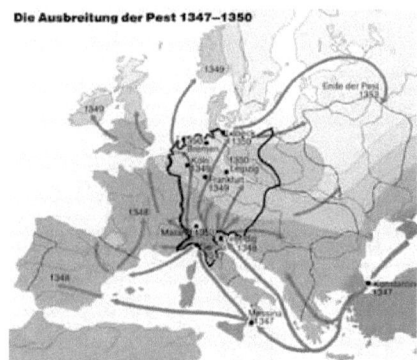

aus: http://www.lehnswesen.de/page/html_pest.html, Abrufdatum: 15.03.2012

Fußnote 29:

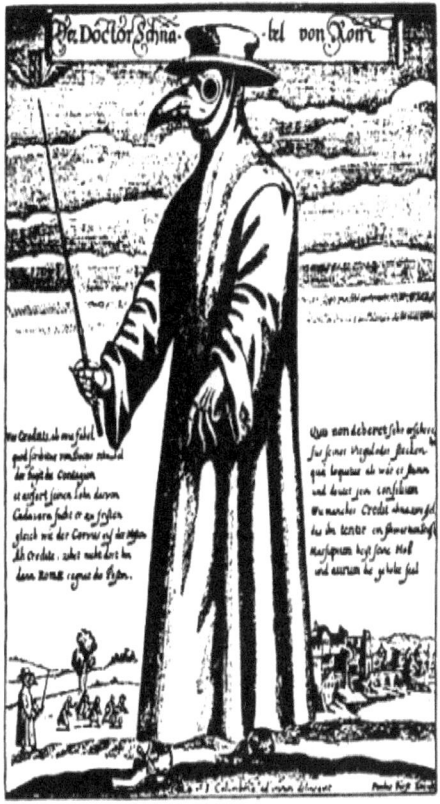

aus: http://www.wege-der-wissenschaft.com/news.php?page=archiv_show&id=88784&back=1&PHPSESSID=4612b9a04d2c5d7b43f79532b882bb5a, Abrufdatum: 13.03.2012

Fußnote 94:

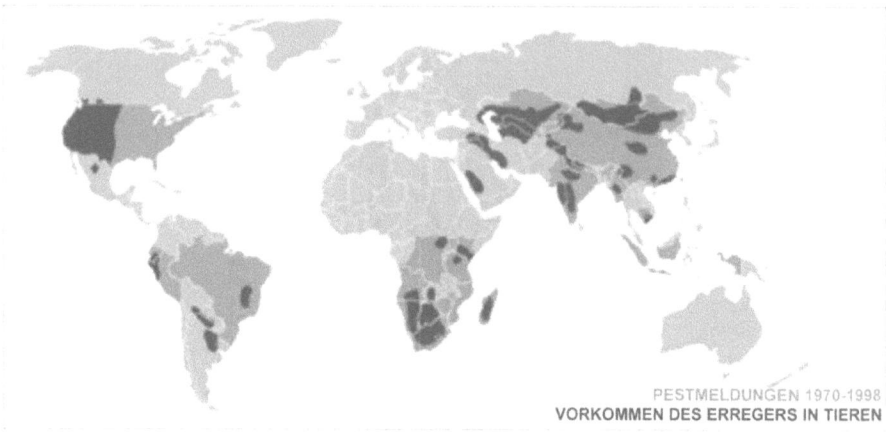

aus: http://yersiniapestis.info/pestheute.html, Abrufdatum: 15.03.2012

Literaturverzeichnis

Quellen

Boccaccios, Il Decamerone – Boccaccios, Giovanni, in: Bergdolt, Klaus, Die Pest 1348 in Italien. 50 zeitgenössische Quellen, Heidelberg 1988.

Colle, Pestconcilium – Colle, Dionysus Secundus, in: Bergdolt, Klaus, Die Pest 1348 in Italien. 50 zeitgenössische Quellen, Heidelberg 1988.

Da Folingo, Pestconcilium – Da Foligno, Gentile, in: Bergdolt, Klaus, Die Pest 1348 in Italien. 50 zeitgenössische Quellen, Heidelberg 1988.

De Parma, Canonico Tridentini Chronaca – von Parma, Johannes, in: Bergdolt, Klaus, Die Pest 1348 in Italien. 50 zeitgenössische Quellen, Heidelberg 1988.

De Monacis, Veneti Cretae Cancellarii Chonicon – De Monacis, Lorenzo, in: Bergdolt, Klaus, Die Pest 1348 in Italien. 50 zeitgenössische Quellen, Heidelberg 1988.

Del Garbo, Pestconcilium – Del Garbo, Tommaso, in: Bergdolt, Klaus, Die Pest 1348 in Italien. 50 zeitgenössische Quellen, Heidelberg 1988.

Di Coppo Stefanie, Cronaca Fiorentina – Di Coppo Stefanie, Marchionne, in: Bergdolt, Klaus, Die Pest 1348 in Italien. 50 zeitgenössische Quellen, Heidelberg 1988.

Di Tura, Chronicon Senense Italice – Di Tura, Agnolo, in: Bergdolt, Klaus, Die Pest 1348 in Italien. 50 zeitgenössische Quellen, Heidelberg 1988.

Dondi, Pestconcilium – Dondi, Giovanni, in: Bergdolt, Klaus, Die Pest 1348 in Italien. 50 zeitgenössische Quellen, Heidelberg 1988.

Villani, Cronaca – Villani, Matteo, in: Bergdolt, Klaus, Die Pest 1348 in Italien. 50 zeitgenössische Quellen, Heidelberg 1988.

Anonymer Autor, Monumenta Pisana – Anonymer Autor, in: Bergdolt, Klaus, Die Pest 1348 in Italien. 50 zeitgenössische Quellen, Heidelberg 1988.

Unbekannter Autor, Pestconcilium – Unbekannter Autor, in: Bergdolt, Klaus, Die Pest 1348 in Italien. 50 zeitgenössische Quellen, Heidelberg 1988.

Unbekannter Autor, Brevi annali della città di Perugia dall 1194 al 1352 – Unbekannter Autor, in: Bergdolt, Klaus, Die Pest 1348 in Italien. 50 zeitgenössische Quellen, Heidelberg 1988.

Unbekannter Autor, Historia Parmensis – Unbekannter Autor, in: Bergdolt, Klaus, Die Pest 1348 in Italien. 50 zeitgenössische Quellen, Heidelberg 1988.

Unbekannter Verfasser, Breviarium Italicae Historiae – Unbekannter Verfasser, in: Bergdolt, Klaus, Die Pest 1348 in Italien. 50 zeitgenössische Quellen, Heidelberg 1988.

Darstellungen

Bergdolt, Klaus: Der Schwarze Tod in Europa. Die große Pest und das Ende des Mittelalters, München 1994.

Camus, Albert: Die Pest, Hamburg 1990.

Fahlenbock, Michaela: Der schwarze Tod in Tirol: Seuchenzüge, Krankheitsbilder, Auswirkungen, Innsbruck 2009.

Hatje, Frank: Leben und Sterben im Zeitalter der Pest. Basel im 15. und 17. Jahrhundert, Basel und Frankfurt am Main 1992.

Herlihy, David: Der schwarze Tod und die Verwandlung Europas, Berlin 1998.

Ibs, Jürgen Hartwig: Die Pest in Schleswig-Holstein von 1350 bis 1547/48, Kiel 1993.

Jankrift, K., Krankheit und Heilkunde im Mittelalter. Darmstadt 2003.

Meier, Mischa: Pest: Die Geschichte eines Menschheitstraumas, Stuttgart 2005.

Reddig, W., Bader, Medicus und Weise Frau. Wege und Erfolge der mittelalterlichen Heilkunst. München 2000.

Riegel, Martin, Lepra, Pest und andere Seuchen. Krankheit und Krankenpflege in Kitzingen am Main zwischen Mittelalter und Früher Neuzeit, in: Beiträge zur deutschen und europäischen Geschichte, Band 29, Hamburg 2002.

Ulbricht, Otto: Die leidige Seuche: Pestfälle in der Frühen Neuzeit, Böhlau 2004.

Vasold, M., Pest, Not und schwere Plagen. Seuchen und Epidemien vom Mittelalter bis heute. München 1991.

Vesper, Sabine: Die Bewältigung von Pestepidemien. Gesellschaftliche Reaktionen und soziale Auswirkungen, Kiel 1994.